TUMEURS DES LOMBES

Paris. — Imprimerie de Jules Bonaventure,
Quai des Grands-Augustins, 55.

TUMEURS DES LOMBES

OPÉRATION

PRATIQUÉE AVEC SUCCÈS

Pour l'extraction d'une ÉNORME tumeur fibro-graisseuse de la région lombaire

A FORME ÉLÉPHANTIASIQUE

Observation

SUIVIE DE

Considérations Pathologiques, Chirurgicales et Physiologiques

ET D'UN

HISTORIQUE

Des tumeurs de la région lombaire qui ont paru présenter quelque analogie

PAR

LE Dr J. PÉAN

CHIRURGIEN DES HÔPITAUX DE PARIS, ETC., ETC.

PARIS

CHEZ GERMER-BAILLIÈRE, LIBRAIRE-ÉDITEUR

RUE DE L'ÉCOLE-DE-MÉDECINE, 17

1869

AVANT-PROPOS

Parmi les tumeurs qui prennent leur origine dans le tissu cellulaire sous-cutané, il en existe un certain nombre qui sont déjà apparentes au moment de la naissance et qui, au bout d'un temps plus ou moins long, sont susceptibles d'acquérir un très-grand développement. Je ne m'arrêterai pas à décrire ici toutes les variétés de ces tumeurs; j'insisterai tout spécialement sur l'une d'elles qui a été récemment soumise à mon observation et qui appartient à la classe des tumeurs fibro-graisseuses d'aspect éléphantiasique. Et pour bien faire comprendre les divers points de vue auxquels cette tumeur peut être envisagée avec intérêt, je diviserai ce travail en trois parties :

Dans la première, je décrirai l'observation du jeune malade que j'ai récemment opéré et qui a été soumis à l'examen de MM. les membres de l'Académie.

Dans la deuxième, je chercherai à déduire de cette observation les données physiologiques, pathologiques et chirurgicales qui en découlent.

Enfin, dans la dernière, je rapporterai quelques exemples de tumeurs analogues observées dans la région lombaire.

PREMIÈRE PARTIE

OBSERVATION.

A la fin de septembre 1868, je vois se présenter chez moi un jeune homme âgé de 16 ans, de taille moyenne, un peu lymphatique, à chair molle, peu coloré, et dont les traits amaigris expriment la souffrance.

La démarche est gênée, ce qui tient moins à l'état de faiblesse qu'à la présence d'une tumeur volumineuse qu'il porte dans la région dorso-lombaire et qui s'étend vers les régions voisines.

Soumise à mon examen, cette tumeur me paraît monstrueuse non-seulement par son volume, mais encore par la largeur de sa surface d'implantation. On voit, en effet, comme l'indique la figure ci-contre, qu'elle recouvre en arrière et au niveau des vertèbres une hauteur considérable ; qu'elle remonte à droite au-dessus des dernières côtes jusque vers la moitié du thorax ; qu'elle s'étale, en descendant vers le flanc gauche, au-delà de l'épine iliaque, et qu'elle atteint de ce côté la partie moyenne de la région inguinale.

L'implantation de la tumeur ne se fait pas par une sorte de pédicule, mais bien par une surface large et qui égale presque celle de la tumeur. Toutefois, vers la région fessière qu'elle recouvre dans la moitié de son étendue, surtout du côté gauche, la production morbide forme, en se repliant sur elle-même et en se détachant en quelque sorte des parties sous-jacentes, un gros bourrelet haut de 5 à 6 travers de doigt, que la main soulève aisément et derrière lequel elle peut se cacher presque entièrement; en haut et vers le milieu de la poitrine, elle s'étale largement dans les régions costo-vertébrales à la hauteur des omoplates et se perd insensiblement à ce niveau. Il en résulte que par sa forme, non moins que par son siége et ses limites, la tumeur rappelle assez la configuration d'une *gibecière* qui serait appliquée sur les régions dont nous venons de parler.

La peau qui recouvre cette tumeur, bien que refoulée dans tous les sens, est flasque; par places elle offre des traînées bleuâtres qui correspondent à la présence des nombreuses veines sous-cutanées qui la sillonnent. Il semble au premier coup d'œil que la tumeur s'est développée dans l'épaisseur même du tégument ou du moins qu'elle fait corps avec lui, à la manière de ces vastes éléphantiasis que l'on observe assez fréquemment aux membres inférieurs; mais ce n'est là qu'une apparence que le palper ne confirme pas. En effet, lorsqu'on saisit entre les doigts la peau dans tous les points où elle est distendue, on sent qu'elle est réellement adhérente par des tractus plus ou moins résis-

tants, mais qu'elle est néanmoins distincte du parenchyme
de la tumeur. Disons cependant que dans une assez grande

AVANT L'OPÉRATION.

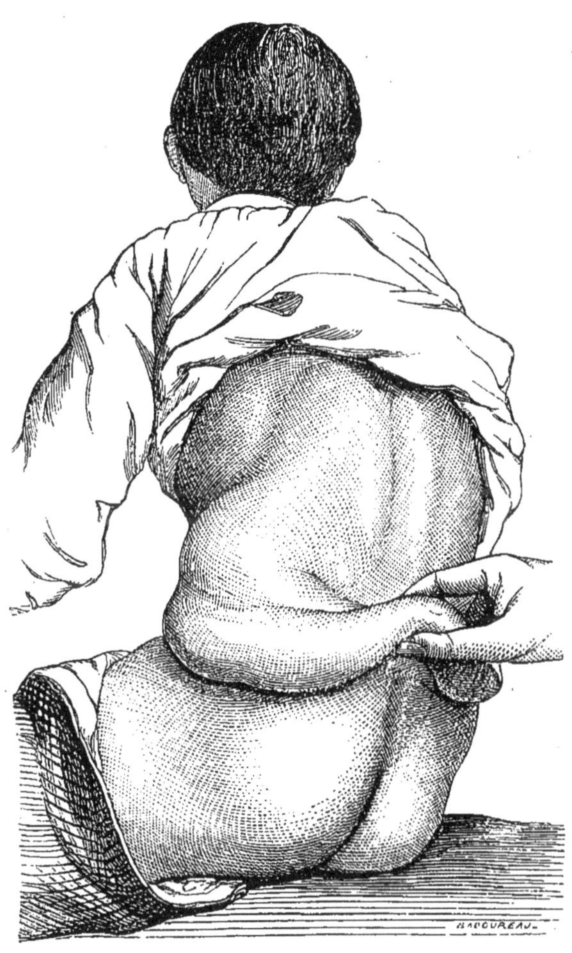

étendue, même après examen attentif, l'erreur pourrait être
commise. Par contre, il est plus facile de mouvoir la tumeur

sur les couches sous-jacentes, et en particulier sur les plans musculaires et aponévrotiques; ce n'est guère qu'au niveau des lames fibreuses qui recouvrent les muscles des gouttières vertébrales que des adhérences paraissent manifestes.

La consistance est assez régulièrement homogène; quand on cherche à l'apprécier, on reconnaît que la tumeur semble composée d'un grand nombre de lobes étalés, uniformes, séparés par des cloisons un peu plus denses, et que l'ensemble rappelle assez exactement la consistance du sein légèrement hypertrophié de certaines femmes parvenues déjà à un âge assez avancé.

La pression est par places assez sensible, mais nulle part cette douleur provoquée n'acquiert une grande intensité. Il en est de même des douleurs spontanées que la production morbide éveille par sa présence; cependant le malade se plaint, surtout depuis quelques mois, d'une sensation pénible de pesanteur, de gêne et d'endolorissement dans toutes les régions qui avoisinent la tumeur. Et même, sous l'empire de ces troubles fonctionnels, le malade a perdu la vivacité et la gaieté naturelles à son âge, et demeure sous le coup de préoccupations morales assez sérieuses pour troubler les phénomènes digestifs et contribuer plus activement encore à pervertir tous les phénomènes de nutrition. Les autres parties du corps sont assez bien conformées; cependant il est digne de remarque que les jambes sont incurvées, comme si dans le jeune âge elles avaient été déformées par un commencement de rachitisme; en outre, la ligne des apophyses épineuses est déviée à gauche au niveau de la tumeur : il semble que la compression exercée par celle-ci l'ait déprimée insensiblement.

Interrogée sur le début de la maladie, la famille nous apprend que l'affection remonte à l'époque de la naissance et que dès l'âge le plus tendre, la tumeur avait apparu au niveau de la région dorso-lombaire sous la forme d'une petite masse indurée que l'on pouvait mouvoir aisément avec la peau qui la recouvrait; que lentement d'abord et progressivement, elle s'était accrue au point que vers l'âge de dix ans elle égalait le volume du poing d'un adulte; qu'à partir de cette époque, la marche avait été plus rapide; qu'en même temps la tumeur, qui jusque-là s'était développée sur place, avait envahi les régions voisines; que son volume s'était considérablement accru et avec une extrême rapidité, surtout depuis une année. Pendant ce dernier laps de temps, le volume aurait au moins doublé.

Cette circonstance, jointe à la sensibilité dont s'accompagnait la tumeur, porta les parents, jusqu'alors peu disposés à consulter un chirurgien sur la conduite à suivre dans un pareil cas, à concevoir de grandes inquiétudes sur l'avenir de leur enfant, et les poussa à demander l'avis de Jarjavay, de passage à Périgueux.

Celui-ci avait émis l'opinion que l'opération était urgente et qu'elle devait être exécutée malgré les dangers immédiats qu'elle pouvait faire encourir au jeune malade. Ce furent toutes ces raisons qui décidèrent les parents à faire le voyage de Paris et à venir me consulter.

Au premier abord, je fus tellement surpris de l'étendue singulière de la tumeur, que je restai indécis sur la possibilité de soustraire le malade, par une opération, au péril qui le menaçait. Mais de plus en plus convaincu, après mûr examen, que toute autre médication serait impuissante ; que l'ablation de la tumeur, bien qu'entourée de dangers et de difficultés sans nombre, était l'unique ressource, et que d'ailleurs il serait impossible plus tard d'y pouvoir songer, je finis par céder aux instances pressantes des parents, jointes à celles du docteur Blanchard, médecin à Maffliers (Seine-et-Oise), qui avait été appelé à donner ses soins au jeune malade. Ce fut chez ce confrère distingué que l'opération fut pratiquée le 10 octobre 1868. Nous fûmes aidés dans cette tâche difficile par MM. les docteurs Favre, J. Besnier et Glaëzel.

Je fis tout d'abord, au-dessous de la partie moyenne de la tumeur, une incision transversale ou plutôt dirigée obliquement dans le sens du grand axe de la tumeur, et, bien que j'eusse le désir de lui donner la moins grande étendue possible, il ne fallut pas moins lui tracer une longueur de 55 centimètres pour permettre d'atteindre toutes les portions qui étaient à extraire ; et même, pour rendre cette tâche possible, non moins que pour faciliter la réunion ultérieure, je circonscrivis la portion la plus saillante de la production morbide par une autre incision demi-elliptique dont la concavité regardait la précédente, et avec laquelle elle se confondait par ses deux extrémités.

Cette double incision n'avait intéressé que l'épaisseur de la peau, et cependant il s'en était suivi un écoulement sanguin d'une telle abondance, qu'il devint évident que vouloir détacher par dissection, à l'aide du bistouri, la peau sur toute la surface de la tumeur, sous forme de lambeaux, serait très-périlleux.

Je n'hésitai donc pas à me servir aussitôt, pour continuer l'opération, d'un procédé qui, dans plusieurs cas analogues, m'avait donné les résultats les plus satisfaisants. Dans ce but, attaquant successivement chacune des portions de la tumeur, je les étreignis et les écrasai de façon à pouvoir extraire chacune de ces portions sans avoir, pour ainsi dire, de sang; il est vrai que par ce procédé, dit de *morcellement*, je dus agir avec lenteur, et qu'il me fallut plus de deux heures pour extraire la totalité de la tumeur; mais, favorisé par la bonne administration du chloroforme, qui fut faite par M. J. Besnier, non moins que par le talent et le zèle des médecins qui m'entouraient, je fus assez heureux pour enlever successivement toute la tumeur sans que le malade eût perdu plus de 50 grammes de sang. J'avais évité de la sorte de laisser au fond de la plaie des centaines de ligatures qui se fussent inévitablement opposées à la réunion immédiate des vastes lambeaux tégumentaires que j'avais conservés et qui recouvraient la tumeur.

Tout au plus eus-je besoin d'abandonner au voisinage des

muscles sacro-lombaires, au niveau de leur aponévrose, qui, à cause de son adhérence à la tumeur, avait dû être excisée en partie et avait laissé béants les orifices dilatés de quatre ou cinq artères, les fils métalliques que j'appliquai avec le ligateur automatique du docteur Cintrat. Grâce à cet instrument, je pus lier facilement tous ces vaisseaux, tordre et sectionner rapidement les fils au ras des tuniques artérielles et les abandonner au fond de la plaie. Il résulta de toutes ces précautions que la surface immense de traumatisme qui venait d'être pratiquée apparut de tous côtés exsangue et dépourvue de toute espèce de corps étrangers qui auraient pu s'opposer à l'adhésion prompte de la face cruentée et des bords des vastes lambeaux qu'il avait fallu décoller.

Pour favoriser la réunion définitive, je suturai les lèvres de ces lambeaux à l'aide de fils métalliques très-rapprochés les uns des autres, et dont le nombre s'élevait environ à 43; et pour éviter, si la suppuration ne pouvait être empêchée dans quelques points, qu'elle fît trop de ravages, je laissai vers l'extrémité droite de la plaie, au niveau du point où l'incision verticale avait été le plus étendue, une ouverture dans laquelle j'eus soin d'abandonner une mèche préalablement conduite à quelques centimètres de profondeur.

Les bords de la plaie furent ensuite recouverts d'un linge fenêtré et cératé, de charpie, de compresses disposées de façon à exercer sur les lambeaux une compression méthodique. Le tout fut maintenu à l'aide d'un bandage de corps et de bandes roulées.

Le malade resta pendant quelque temps encore sous l'influence du chloroforme et fut reporté dans son lit ; pendant

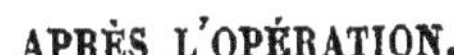

APRÈS L'OPÉRATION.

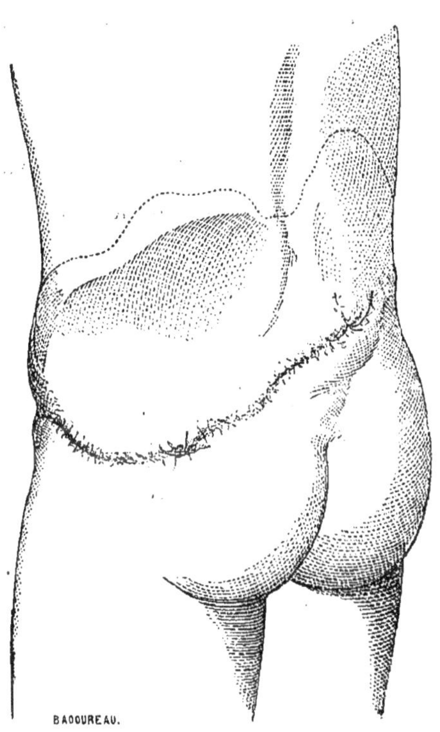

plusieurs heures, une compression douce et complémentaire fut exercée par la main d'un aide, dans le but de prévenir toute hémorrhagie.

Pendant la journée et la nuit qui suivirent l'opération, l'état général fut satisfaisant; mais le lendemain le pouls devint petit, fréquent, variant de 120 à 130 ; il y eut des nausées et même quelques vomissements qui furent calmés par des boissons froides et alcooliques. Le troisième jour, les symptômes fébriles diminuèrent, la gaieté du malade reparut, les troubles digestifs cessèrent , et l'état de la plaie parut tellement satisfaisant, que l'on put espérer qu'il y aurait une réunion par première intention. Toutefois, vers la partie déclive, il y avait un peu de gonflement produit par l'accumulation de lymphe; mais l'écoulement au dehors fut favorisé par l'introduction d'une mèche et d'une sonde laissées à demeure ; les linges et la charpie destinés au pansement furent imbibés d'un mélange de glycérine et d'alcool à parties égales, additionné d'une petite quantité de chlorate de potasse ; cette mixture avait été employée plusieurs fois avec succès chez d'autres malades par M. le docteur Blanchard.

Le quatrième jour, le pouls devint meilleur et oscilla entre 90 et 100 ; un purgatif devenu nécessaire fut administré.

Le cinquième jour, la fièvre tomba complétement et le pouls accusa seulement 72. La réunion primitive se maintint dans presque toute l'étendue de la plaie, excepté au voisinage de la hanche, où il y eut un petit décollement ; on prescrivit alors une alimentation plus substantielle et quelques boissons alcooliques.

Le sixième jour, on vit apparaître quelques bourgeons charnus de bonne nature, au niveau du point où la réunion ne s'était pas maintenue. Des lotions furent faites avec l'eau phéniquée. Plusieurs épingles furent retirées et remplacées par des bandelettes enduites de collodion.

A partir de ce moment, les forces du malade revinrent rapidement, la plaie se rétrécit et ne donna lieu qu'à une suppuration peu abondante.

Quelques jours après, on prescrivit à l'intérieur des médicaments alcooliques et ferrugineux, et le malade alla si bien, qu'au bout de trois semaines il put descendre du lit et se promener pendant quelques heures.

Au bout de trente-cinq jours, l'occlusion de la plaie était complète et le malade put entreprendre sans danger, en voiture, un voyage de plus de 30 kilomètres. Depuis lors, la guérison ne s'est pas démentie, comme on put s'en convaincre lorsque le malade fut soumis à l'examen de MM. les membres de l'Académie.

DEUXIEME PARTIE

**CONSIDÉRATIONS PHYSIOLOGIQUES, PATHOLOGIQUES
ET CHIRURGICALES.**

J'ai décrit avec beaucoup de détails l'observation qui précède, parce qu'elle me paraît devoir donner lieu à un grand nombre de considérations physiologiques, pathologiques et chirurgicales.

Au point de vue physiologique, il est intéressant de voir l'abondance des matériaux que certaines tumeurs peuvent emprunter à l'organisme, pendant la durée de leur développement, avant d'entraîner la mort. Ce n'est pas à dire cependant que ces tumeurs, dont le début remonte à une époque voisine de la naissance et dont le développement s'opère si vigoureusement pendant l'âge de la croissance, soient sans influence sur la nutrition des autres organes. En effet, chez ce malade, le reste du corps était loin de présenter l'aspect extérieur d'une santé parfaite ; et si, à vrai dire, sa taille était à peu près celle des jeunes gens de son âge, par contre les chairs étaient molles, les membres inférieurs un peu arqués, les genoux trop rapprochés, les pieds tournés en dedans; le visage offrait les traces d'une pâleur et d'un affaiblissement très-avancé ; néanmoins, le malade pouvait marcher assez facilement, et, n'étaient la gêne et la difformité qu'occasionnait la présence de cette énorme masse, les parents se seraient laissé facilement induire en erreur par l'état de santé apparente de ce jeune homme, et auraient tardé plus longtemps encore à réclamer les secours de la chirurgie.

Au point de vue pathologique, les considérations qui offrent le plus d'intérêt sont celles qui sont relatives à l'étendue, à la forme, au siége, aux rapports et à la nature de la tumeur.

Relativement à l'étendue, il est à remarquer que la tumeur, qui primitivement était petite, s'était développée dans la région dorso-lombaire, à quelques travers de doigt de la colonne vertébrale, sous la forme d'une masse assez molle et très-peu adhérente ; qu'elle avait peu à peu atteint une étendue considérable, et avait doublé depuis une année environ, de façon à devenir véritablement effrayante à voir. Remontant en arrière et en haut jusqu'à l'omoplate vers laquelle elle se perdait insensiblement, en avant jusqu'au bord inférieur des dernières côtes, elle était entraînée par son poids vers la région fessière qu'elle recouvrait en grande partie.

J'ai dit que cette tumeur rappelait assez bien la forme d'une gibecière. Cette comparaison semblait d'autant plus juste, que la tumeur était fort aplatie et présentait à peine quelques larges bosselures à sa surface.

Le siége lui-même m'a paru digne d'appeler toute l'attention. S'il est constant en effet que la région dorso-lombaire peut être le siége d'un grand nombre de tumeurs très-variées, dont quelques-unes pourraient au premier abord avoir avec celle qui nous occupe une très-grande ressemblance, il n'est pas moins vrai que ces tumeurs ont été observées dans toute l'étendue de la région et dans tous les tissus qui la composent. Celle-ci avait pris son développement dans le tissu cellulaire sous-cutané ; elle n'était point confondue avec les couches profondes de la peau auxquelles elle adhérait sensiblement par un grand nombre de lames celluleuses et de canaux vasculaires, et elle n'était pas complétement unie aux tissus sous-jacents. Mobile dans presque toute son étendue, elle glissait sur les aponévroses des muscles de la région sacro-lombaire ; elle envoyait seulement quelques prolongements fibreux qui la faisaient adhérer, en certains points, au tissu aponévrotique et aux apophyses épineuses qu'elle refoulait. Enfin sa base d'implantation n'égalait pas complétement sa surface.

Mais il ne suffisait pas d'avoir déterminé le siége de cette tumeur, il s'agissait encore d'en préciser la nature. Quelles étaient en effet les tumeurs qui pouvaient avoir avec celle-ci la plus grande analogie ? Je ferai connaître, en les passant successivement en revue, les caractères différentiels qui m'ont servi pour la distinguer des tumeurs analogues et pour établir mon diagnostic.

1° *L'éléphantiasis.* — A ne tenir compte que de l'aspect

extérieur de la tumeur, le chirurgien qui se trouve appelé auprès d'un malade porteur d'une pareille tumeur serait plutôt tenté de croire tout d'abord qu'il est en présence d'un véritable éléphantiasis. Cette affection offre ceci de particulier qu'elle envahit l'épaisseur même de la peau aux dépens de laquelle elle s'accroît ; qu'elle demeure habituellement indépendante des couches sous-jacentes; qu'elle donne aux téguments de la région l'aspect rugueux, tubéreux, érythémateux qui lui a valu son nom; qu'elle s'accompagne d'une sorte d'œdême des couches sous-cutanées, ou plutôt qu'elle développe l'épaisseur des couches sous-jacentes ; qu'elle favorise la dilatation apparente des veines superficielles; et que, bien qu'elle ait été mentionnée au moment de la naissance ou peu après, elle commence ordinairement à se manifester plus tardivement. Il est d'ailleurs à regretter que les auteurs qui ont prétendu avoir observé dans cette région l'éléphantiasis auquel ils ont appliqué la qualification de congénital, se soient bornés à donner un nom plutôt qu'à relater l'observation détaillée des faits sur lesquels ils s'appuyaient.

D'après eux cependant, dans l'éléphantiasis congénital, le gonflement hypertrophique du derme envahirait les couches sous-cutanées. Dans cette dernière espèce, la surface externe de la peau ne présenterait, le plus souvent, aucune altération; mais l'hypertrophie que l'on remarque aux téguments se manifesterait dans le tissu osseux lui-même, et cette hypérostose se ferait suivant l'épaisseur des os chez les adultes, et surtout suivant leur longueur chez les enfants.

2° *Le molluscum.*—Les mêmes considérations doivent être appliquées à la comparaison des tumeurs auxquelles on a donné le nom de molluscoïdes; peut-être même n'est-ce que par extension que cette dernière dénomination, habituellement réservée à des tumeurs plus ou moins pédiculées, formées presque exclusivement par l'hypertrophie ou l'hypergenèse des éléments situés dans les couches superficielles du derme, a été donnée par M. Virchow à une tumeur dont nous donnerons plus loin l'observation.

3° *Le lipome.*—Le lipome est loin d'être rare dans cette région, ce qui se conçoit d'autant mieux que le pannicule adipeux sous-cutané acquiert aisément à l'état normal chez bon nombre de personnes une assez grande épaisseur; or, ce n'est pas avec le lipome en masse ou enkysté, mais bien avec le lipome en grappe que cette tumeur pourrait avoir quelque analogie. Quelques-unes de ces tumeurs, en effet, peuvent acquérir un volume considérable, et, il y a deux mois à peine, j'avais l'occasion d'enlever dans la région lombaire, sur l'un des côtés de la colonne vertébrale, une tumeur graisseuse du poids de 8 kilogr. Cette tumeur, comme la plupart de celles de même nature, offrait ceci de remarquable qu'elle avait commencé à paraître à un âge déjà avancé (le malade qui portait cette tumeur depuis 10 ans, avait 50 ans lorsque je l'observai); qu'elle était bien circonscrite, pâteuse, mollasse, presque fluctuante; qu'elle ne présentait nulle part de cloison fibreuse assez résistante pour modifier par places la consis-

tance de la tumeur ; qu'à la périphérie elle était parfaite-
ment indépendante des téguments qui la recouvraient, tandis qu'au centre elle était non-seulement sillonnée de veines
dilatées comme la plupart des autres tumeurs, mais encore
de capillaires veineux comme variqueux et siégeant dans les
couches superficielles de la peau. Lorsqu'il existait, ce dernier caractère, sur lequel aucun auteur jusqu'ici, que je sache,
n'avait appelé l'attention, m'a servi tant de fois depuis une
quinzaine d'années à établir le diagnostic des vrais lipomes
d'avec les autres tumeurs, que j'y attache une importance de
plus en plus grande. Or, notre tumeur avait débuté à un âge
voisin de la naissance, paraissait confondue avec les couches
ambiantes même vers sa périphérie, offrait un peu plus de
fermeté, nulle part de fausse fluctuation, laissait voir un
assez grand nombre de veines importantes dilatées à sa surface, était plus étalée, moins arrondie et présentait une consistance beaucoup plus grande.

4° *Le fibro-lipome*. — Les tumeurs fibro - lipomateuses,
bien que rares dans cette région, peuvent également s'y
manifester. Mais s'il est vrai que quelques-unes sont un peu
aplaties et offrent des limites assez mal accusées, par contre,
dans la presque totalité des cas, ces tumeurs sont au contraire
plus fermes, plus arrondies, ont des contours plus nets, plus
indépendants des couches voisines, que la tumeur fibro-graisseuse qui nous occupe.

5° *Le fibro-plaxome*. — La plupart des tumeurs fibro-plastiques qui sont susceptibles de prendre naissance dans cette

région comme au-dessous des téguments du tronc apparaissent presque toujours à une époque assez éloignée de la naissance ; quelques-unes pourraient, à vrai dire, se former aux dépens de l'hypergénèse des éléments celluleux situés normalement à la face profonde du derme, ou à la face superficielle des couches aponévrotiques, et acquérir, en grossissant, une forme plus ou moins analogue à celle de la tumeur qui nous occupe. Mais le grand nombre des observations de ce genre que j'ai recueillies m'a démontré : que ces tumeurs demeuraient longtemps mobiles, bien circonscrites, plus indépendantes des tissus voisins ; que leur développement était beaucoup plus rapide ; que la production morbide ne pouvait atteindre un volume considérable sans que les ganglions qui reçoivent les lymphatiques de la région fussent envahis plus ou moins tardivement par des produits de même nature et sans que la cachexie dite cancéreuse se fût manifestée.

6° Je ne dirai que peu de mots des autres tumeurs qui ont été observées dans la région et qui ne peuvent offrir que de loin quelque analogie avec la précédente. Je veux parler des *fibromes*, et même des *chondromes*, des *myélo-plaxomes* et des *tumeurs liquides* de la région. Les caractères physiques, la marche de ces tumeurs sont, en effet, trop différentes pour que l'erreur puisse, à quelque époque que ce soit, offrir avec la maladie qui nous occupe assez d'analogie pour en imposer à un chirurgien quelque peu exercé. Tout au plus dirai-je que pour mon savant et regrettable ami Ordoñez, avec lequel pendant un grand nombre d'années j'ai étudié un nombre

considérable de tumeurs, quelques-unes dues à la syphilis,
plus souvent peut-être congénitales qu'accidentelles, pourraient acquérir un volume assez grand et un aspect assez sin-
gulier pour donner le change, lorsqu'elles sont déjà anciennes
et qu'elles acquièrent un certain volume. Je n'entrerai pas
plus longuement dans ces détails et je me contenterai, pour
en faire mieux comprendre la portée, de relater plus loin
une des observations qui lui avaient servi à appuyer cette
manière de voir.

Il résulte des considérations qui précèdent qu'il m'a paru
difficile de ranger parmi les tumeurs dont l'existence dans
cette région a été mentionnée celle qui nous occupe et
qui en diffère essentiellement par ses caractères anatomiques.

L'examen microscopique, fait avec le plus grand soin par
MM. Burlaud et Hubert, internes distingués des hôpitaux,
a montré que le parenchyme de la tumeur était composé :

1° De tissu fibreux contenant beaucoup plus de noyaux con-
jonctifs que d'éléments fusiformes, ces noyaux séparés entre
eux par très-peu de substance intercellulaire ;

2° De vésicules adipeuses analogues à celles qu'on trouve
normalement dans le tissu sous-cutané ;

3° D'une proportion considérable de vaisseaux artériels et
veineux.

Ces divers éléments étaient très - irrégulièrement dissé-
minés.

Au point de vue chirurgical, il est hors de doute que la guérison ne pouvait être obtenue par aucun moyen autre que l'ablation complète de la masse morbide. Or, pour pratiquer cette opération, à quelle méthode devais-je recourir, sinon à l'incision suivie de l'extraction par morcellement? Et, cette méthode adoptée, quelle direction devais-je donner à cette incision? Fallait-il, comme on l'a prétendu depuis, s'occuper uniquement de la direction des vaisseaux lymphatiques de la région? Cela était aussi impossible que de chercher à épargner les nombreux vaisseaux sanguins dont un grand nombre formaient un réseau apparent à la surface de la tumeur. Ce qui importait surtout, c'était de pratiquer cette incision suivant le grand axe de la tumeur et de la disposer aussi convenablement que possible pour atteindre, sans trop la prolonger, chacune des couches de la production morbide. Il convint même, pour plus de facilité, de donner à cette incision une forme à convexité dirigée en bas, et de la conduire de façon qu'il suffisait d'une seconde incision, moins longue que la première, pour atteindre les limites les plus reculées de la tumeur.

A vrai dire, cette méthode elle-même pouvait offrir quelque danger en raison de la grande étendue de la tumeur, étendue telle qu'il ne fallut rien moins que pratiquer une incision de 55 centimètres. Je dus même exciser une portion des lambeaux pour éviter qu'en raison de leur largeur, ils fussent obligés de se replier.

Mais là n'était pas la difficulté ; elle était bien plutôt inhérente à la vascularité de la tumeur qu'il s'agissait d'extraire. En effet, contrairement à ce qui a lieu pour certaines productions morbides qui peuvent acquérir un volume considérable sans que leur extirpation nécessite un grand nombre de ligatures, il fut bientôt hors de doute, après que l'extraction fut commencée à l'aide de l'instrument tranchant, qu'il faudrait lier une quantité de vaisseaux artériels et veineux presque aussi importants que ceux qui alimentent les tumeurs dites érectiles.

Il n'y avait donc pas à hésiter : car non-seulement il s'agissait de trouver un moyen propre à empêcher le malade de mourir d'hémorrhagie pendant l'opération, mais encore il fallait éviter de laisser, à la surface de section des vaisseaux, des liens qui, par leur présence, ne tarderaient pas à déterminer, à la manière des corps étrangers, un travail suppuratif qui s'opposerait infailliblement à toute tentative de réunion par première intention. C'est dans ce but que j'attaquai successivement chacune des portions de la tumeur par une méthode qui m'avait souvent réussi dans des cas analogues, le *morcellement*. Je pratique habituellement ce morcellement soit à l'aide de la scie à chaîne de M. Chassaignac, soit à l'aide des divers constricteurs que MM. Guéride et Mathieu ont fabriqués sur mes indications. Le résultat immédiat fut tellement avantageux, que j'eus à peine quelques ligatures à placer et que pendant l'opération le malade ne perdit pas plus de quelques grammes de sang. Si donc cette méthode exigea un peu plus de temps pour être appliquée (circonstance peu importante lorsque le malade est soumis, pendant l'opération, aux anesthésiques), par contre les forces du malade furent aussi bien conservées que possible par l'absence de perte sanguine : grâce aux soins assidus non moins qu'à l'ingénieuse habileté de M. le docteur Blanchard, la cicatrisation définitive de la plaie survint sans que le malade courût aucun danger sérieux, et la guérison ne se fit pas longtemps attendre.

TROISIÈME PARTIE

TUMEURS DE LA RÉGION LOMBAIRE QUI ONT PARU PRÉSENTER QUELQUE ANALOGIE.

Il serait intéressant de rapporter ici tous les exemples de tumeurs observées dans la région lombaire et pouvant permettre d'établir entre elles et celle que j'ai décrite certains rapprochements. Mais cette étude m'entraînerait trop loin ; je me contenterai de rapporter les observations des diverses variétés de tumeurs qui paraissent présenter une véritable analogie.

Ces observations sont de cinq ordres :

1° Les *lipomes*. Bien que ces tumeurs soient fréquentes, nous en rapporterons seulement un exemple dû à M. Huguier.

M. Huguier présente à la Société de chirurgie une tumeur lipomatique qu'il a extirpée. Cette tumeur est de la grosseur d'une tête d'adulte, et pendait à la région sacro-lombaire chez un vieillard de 73 ans. Il y a 35 ans qu'elle a été reconnue pour la première fois ; elle avait alors le volume

d'une noisette. Au sommet de cette tumeur, on voit une ulcé-
ration superficielle de la largeur d'une pièce de deux francs ;
la peau qui la recouvrait était sillonnée de veines dilatées, et
l'on sentait dans son intérieur des noyaux résistants, qui pouvaient être ou des tumeurs kystiques ou un commencement
de dégénérescence. Ces différentes circonstances inspiraient
quelque inquiétude par le doute où l'on était sur la nature
de la production morbide.

L'ablation de ce lipome fut assez facile. M. Huguier, crai-
gnant une hémorrhagie par suite de la dilatation des vaisseaux, avait eu l'idée d'employer l'écrasement linéaire ; mais
la chaîne de l'écraseur étant trop courte, il lui fallut recourir
au bistouri. Il tailla un premier lambeau triangulaire, et,
voyant que le sang ne coulait pas abondamment, il en tailla
deux autres, également triangulaires et arrondis à leur sommet, afin de laisser une ouverture en se rapprochant. Les
lambeaux taillés, la dissection de la tumeur se fit rapidement.

La dissection de cette tumeur fit voir, au sein du tissu
graisseux qui la composait, des noyaux de tissu fibreux dont
la nature fut démontrée par le scalpel et par le microscope.
Vers le centre, on trouvait une portion dure, d'aspect encé-
phaloïde, formée de petits kystes de tissu adipeux ulcéré.
(*Bulletin de la Société de chirurgie*, année 1857, page 517.)

2° Les *tumeurs fibro-graisseuses* sont plus rares. En voici
un exemple dû à M. Giraldès :

Tumeur congénitale de la fesse. M. Giraldès présente à la

Société de chirurgie une pièce anatomique provenant d'une petite fille qu'il a opérée. L'opération a été longue et laborieuse ; il a fallu détacher la tumeur au moyen de l'écraseur et lier, avant de la séparer, les vaisseaux qui s'y rendaient. Cette tumeur est formée par deux masses, l'une supérieure et l'autre inférieure. La première a la forme d'un sphéroïde aplati, mesurant dans sa grande circonférence $0^m,33$ et $0^m,29$ dans sa petite. Son grand axe mesure $0^m,10$. Cette tumeur est lobulée dans quelques points, et enveloppée par une partie fibreuse qui se détache du pédicule. Dans quelques points de son étendue, elle présente des kystes, les uns remplis d'une matière graisseuse très-blanche, les autres contenant une matière graisseuse liquide, d'aspect et de couleur de miel.

Sur la coupe de la tumeur, on voit qu'elle est formée d'une trame fibreuse serrée, remplie par une graisse très-fine; au milieu de cette masse fibro-graisseuse, on rencontre des formations graisseuses au nombre de deux.

La première, longue, comme pliée au tiers de sa longueur, mesure $0^m,04$ de long ; elle est terminée par une extrémité de forme apophysaire. Cette pièce osseuse est constituée par du tissu osseux, par un os enveloppé de son périoste. La seconde pièce osseuse est plate, revêtue également par du périoste, et mesure $0^m,03$ de longueur.

La partie inférieure de la seconde tumeur est formée par un composé de tissu fibreux, de graisse, présentant dans son milieu trois kystes remplis de matière blanche sébacée, contenant une grande quantité de poils.

3

La jeune opérée a succombé à une pneumonie neuf jours après l'opération. (*Bulletin de la Société de chirurgie*, année 1861, page 238.)

3° *Les tumeurs syphilitiques.* — L'exemple suivant, observé par M. Alph. Guérin, est le seul qui mérite d'être mentionné.

Tumeurs multiples. Détermination difficile. M. Alph. Guérin présente à la Société une tumeur du volume d'une tête d'enfant nouveau-né, qu'il est difficile de classer. Il l'a extirpée de la région lombaire d'une femme de 58 ans.

Pendant la vie de la malade, il avait reconnu, à la partie supérieure du sternum, une petite tumeur demi-sphérique, ayant environ 15 millimètres de diamètre, d'une consistance semi-liquide, et il avait cru devoir la rapporter à la classe des tumeurs gommeuses. Une tumeur semblable ayant son siége sur le cuir chevelu lui avait semblé de même nature. Il prescrivit en conséquence le traitement par l'iodure de potassium (1 gr. par jour). Mais le volume de la tumeur était tellement considérable, qu'il ne crut pas pouvoir la rattacher à l'état constitutionnel qu'il soupçonnait.

Cette tumeur, siégeant dans la région lombaire droite, était bosselée, dure, peu douloureuse à la pression, ne produisant aucune douleur spontanée ; en certains points, elle avait la dureté de l'enchondrome. Çà et là elle était un peu plus molle. Irrégulièrement ovoïde, elle avait acquis le volume d'une tête d'enfant nouveau-né ; son origine remonte à trois ans et demi environ. La peau qui la recouvrait, lisse et tendue, n'en était séparée que par une couche très-mince de tissu cellulaire. A sa surface, on voyait des veines d'un volume anormal ; sa base semblait adhérer aux dernières côtes.

D'autres tumeurs de même consistance, mais d'un volume beaucoup moindre, existaient en divers points du corps. Il y en avait une dans la région inguinale droite, une à la partie antérieure de la cuisse du même côté, une à la partie externe du mollet droit, deux dans les régions sous-claviculaire et mammaire du côté droit. Indépendamment de la petite tumeur semi-fluctuante de la région crânienne, il y en avait, dans la même région, trois autres très-différentes, semblant adhérer au cuir chevelu : elles avaient une forme globuleuse et pouvaient facilement glisser sur le crâne.

Toutes ces tumeurs étaient-elles de même nature? Il était impossible de ne pas se poser cette question ; mais il était bien difficile d'y répondre.

On aurait pu soutenir que toutes ces tumeurs étaient seulement fibreuses ou fibro-plastiques, en se fondant sur les affirmations très-positives de la malade, qui disait n'avoir jamais eu d'affection vénérienne. Mais ces renseignements n'ont pas grande valeur pour les médecins, qui ont appris que souvent les femmes se trompent à ce sujet, et que plus souvent peut-être elles cherchent à tromper le médecin à qui elles viennent demander des conseils et des soins.

M. Guérin trouvait d'ailleurs, dans la tumeur de la région sternale et dans une des tumeurs crâniennes, une consistance très-différente de celle des tumeurs fibreuses, et absolument semblable à celle des gommeuses. Il crut donc que la malade était syphilitique et prescrivit en conséquence le traitement par l'iodure de potassium, non comme pierre de touche, mais pour modifier la constitution, et sans attendre l'effet du traitement, huit jours après l'entrée de cette femme à l'hôpital, il enleva la tumeur qui, vu son volume et le siége qu'elle occupait, avait déterminé la malade à réclamer une opération.

Cette extirpation ne présenta rien de particulier. L'opérateur dut enlever le périoste de la onzième côte qui adhérait à la tumeur. Le cartilage de la douzième n'existait plus.

En incisant la tumeur dans son milieu, on trouva l'aspect d'une production fibreuse ; mais à son centre existait une petite masse de matière gélatineuse, qui fit penser que ce pouvait être une tumeur colloïde.

M. Ordoñez, qui voulut bien se charger d'examiner cette tumeur au microscope, y trouva les éléments du tissu fibreux : noyaux embryoplastiques, et de fines granulations graisseuses, abondantes surtout au centre de la tumeur. Pour M. Ordoñez, les granulations graisseuses seraient un signe de régression et précéderaient le ramollissement de la tumeur qui, par la marche de ce travail, aurait acquis à son centre l'aspect caséeux qui caractérise les tubercules. Le groupement des éléments le porta à penser que la tumeur pouvait bien être de nature syphilitique.

Cette coïncidence de l'opinion exprimée par M. Ordoñez avec celle professée par M. Guérin au sujet des deux tumeurs de la malade lui fit craindre de s'être trop hâté ; il pensa que toutes les tumeurs auraient pu se modifier sous l'influence de l'iodure de potassium et peut-être guérir.

La malade ayant succombé le surlendemain de l'opération sans qu'on ait pu invoquer d'autre cause que l'épuisement nerveux, l'autopsie révéla des lésions du foie analogues à celles qui ont été signalées par plusieurs observateurs, et en particulier par M. Gubler, dans le foie des syphilitiques; si ces tumeurs ont une grande ressemblance avec les tumeurs syphilitiques du foie, elles en diffèrent par le volume : car au lieu des grains de semoule qui ont servi de terme de comparaison à M. Gubler, ce sont des masses dont quelques-unes ont presque la grosseur du poing.

En les incisant, on retrouve exactement ce qu'avait présenté la tumeur de la région lombaire, et le microscope y découvrit les mêmes éléments, groupés de la même manière et rappelant exactement ce que l'on voit dans les tumeurs gommeuses.

Le foie avait considérablement augmenté de volume; il n'adhérait en aucun point aux organes voisins; sa couleur normale n'était interrompue que par celle des tumeurs d'un blanc grisâtre précédement indiquées. .   .   .   .   .   .

.   .   .   .

La premiére pièce du sternum est perforée par une tumeur du volume d'une noix, plus molle que les autres, mais paraissant de même nature. Enfin, on trouve dans plusieurs muscles de petites tumeurs dures, absolument semblables à celle qui avait été enlevée.

M. Ordoñez, ayant examiné de nouveau ce tissu, y trouva les noyaux embryoplastiques disposés comme dans les tumeurs gommeuses et une prolifération considérable de granulations graisseuses, et de ce nouvel examen il pensa que toutes ces tumeurs pourraient bien avoir pris naissance sous l'influence de la syphilis. (*Extrait du procès-verbal de la Société de chirurgie du 25 mai 1864. — Rapport de* M. GUÉRIN.)

4º Les tumeurs molluscoïdes et éléphantiasiques.

Bien que la tumeur suivante n'appartienne pas à la région lombaire, elle nous paraît devoir être citée ici. — M. Broca présente à la Société de chirurgie un homme qui porte au doigt auriculaire de la main gauche une tumeur molle, indolente, qui occupe toute la circonférence des première et deuxième phalanges. Cette tumeur est congénitale; au moment de la naissance, elle offrait le volume d'une noisette, et depuis, son accroissement a suivi le développement général du malade. A sa surface, on voit la cicatrice d'une cautérisation faite sans résultat par un empirique qui avait promis la guérison en quelques heures.

M. Broca s'était d'abord demandé si cette tumeur ne serait pas un lipome; mais, en considérant sa consistance, sa forme, son étendue à toute la circonférence du doigt, et l'état de la peau, qui semble participer à l'altération sous-jacente, il s'est arrêté à l'idée d'un gonflement éléphantiasique. Quant au traitement, il craint qu'il n'y ait autre chose à faire que l'amputation du doigt. A la verge on a pu sans doute disséquer des tumeurs éléphantiasiques en conservant l'organe ; mais ici il est à craindre que l'altération des tendons ne rende la réussite douteuse.

M. Gosselin croit, comme M. Broca, qu'il s'agit ici d'une variété d'éléphantiasis, constituée par une hypertrophie circonscrite et partielle du derme et du tissu cellulaire souscutané, variété qui n'a pas encore été bien décrite, et qui mériterait de l'être sous le nom d'*éléphantiasis congénital*. Il a observé déjà quatre cas analogues à celui-ci : deux fois la tumeur congénitale occupait la région lombaire et pouvait être prise pour un spina-bifida avec oblitération de l'ouverture normale du rachis ; elle constituait la maladie qui a été indiquée, il y a quelques années, dans un travail allemand, comme appartenant spécialement à la région lombaire, mais sur la nature de laquelle on ne s'est pas bien expliqué. Une autre fois, la lésion se trouvait à la partie antérieure et inférieure de la cuisse; la peau hypertrophiée différait de celle du malade actuel par la présence d'une grande quantité de poils.

Enfin, dans un quatrième cas que M. Gosselin a présenté à la Société il y a quelques années, la lésion occupait plusieurs orteils chez un enfant nouveau-né. En rapprochant ces faits, M. Gosselin trouve qu'ils ressemblent à celui de M. Broca ; mais il déclare qu'il ne connaît pas les caractères anatomiques de ces sortes de produits. Il n'a pas eu l'occasion de les étudier, et il doute que cette étude ait été faite jusqu'à ce jour. Il croit que cette hypertrophie congénitale porte sur le derme et le tissu cellulaire sous-cutané, et qu'elle diffère par certains caractères de celle qui constitue l'éléphantiasis accidentelle et tardive. Peut-être s'y ajoute-t-il, par exemple, un développement des capillaires sanguins analogue à celui des tumeurs érectiles. (*Gaz. des hôpitaux*, année 1856, page 583.)

5° *Fibroma molluscum.* — Dans son *Traité des tumeurs*, page 323, Virchow signale une tumeur du poids de 16 kil. 250 observée chez une femme de 47 ans, et opérée par le docteur Heyland de Guben. Cette tumeur partait de la ligne blanche et allait jusqu'à deux pouces de la colonne vertébrale ; elle s'étendait depuis la région costale inférieure jusque bien au-dessous de la hanche, et mesurait 48 pouces de circonférence. A sa surface et dans son pourtour, elle portait nombre de petits tubercules secondaires; mais la peau qui la recouvrait était en général unie et comparativement mince. La consistance en était molle, presque fluctuante.

L'examen montrait dans ce cas un tissu connectif très-succulent, en général assez peu vascularisé, lâche, et occupant surtout la région de l'ancien pannicule adipeux. On pouvait facilement en exprimer une assez grande quantité d'un liquide jaunâtre, albumineux. Le tissu lui-même présentait déjà à l'œil nu un certain manque d'homogénéité. Des trabécules denses, blanchâtres, parcourues par des vaisseaux assez considérables, circonscrivaient de grands espaces (aréoles) qui contenaient à leur tour un réseau fibreux à mailles fines, renfermant le suc que l'on pouvait en exprimer. Cette disposition se voyait très-nettement avec un faible grossissement. Les parties les plus déliées du réseau s'attachaient par des insertions plus larges aux trabécules plus épaisses et plus larges de la périphérie ; il en résultait une sorte de disposition lobulaire qui indiquait que le développement de ces aréoles était en corrélation avec les lobules graisseux antérieurs. Un grossissement plus fort n'y révélait que du tissu connectif avec des corpuscules considérablement développés.

Les petites grosseurs de la peau apparaissaient à l'incision comme des produits tout à fait indépendants, n'étant dans aucun rapport avec les grandes excroissances. Elles étaient situées en partie dans la profondeur, mais pour la plupart tout à fait superficiellement dans la peau même. Quelques-unes émanaient évidemment de la couche la plus externe de la peau : car elles touchaient presque le réseau de Malpighi, intact du reste, tandis qu'elles étaient encore séparées du tissu graisseux sous-cutané par une certaine épaisseur du derme. Elles avaient à l'état frais un aspect jaune rougeâtre, mou et humide ; le microscope y montrait un tissu de granulations riche en cellules, en pleine voie de prolifération.

Si l'on compare cette production avec l'éléphantiasis des parties génitales, l'analogie apparaît clairement entre elles deux ; la seule différence est d'ordinaire la marche de l'affection sans fièvre et sans inflammation. En effet, le développement en est la plupart du temps lent et latent. Cependant, on ne peut les délimiter absolument l'un de l'autre, parce qu'il n'est pas rare que l'éléphantiasis de la vulve se développe de la même manière. Si l'on voulait en former une variété distincte, le nom le mieux approprié serait celui de *fibroma molluscum*.

En voici du reste un autre exemple. — M. Chassaignac présente à la Société de chirurgie une tumeur énorme de la peau qui siégeait sur la partie antérieure de la poitrine, et dont le début remontait à la première enfance. Elle avait la forme d'un bissac, et son volume était tel, qu'elle descendait jusqu'au niveau du pubis. M. Chassaignac a diagnostiqué une tumeur hypertrophique de la peau. Par la dissection, on voit que c'est une sorte d'éléphantiasis avec vrais lipomes dans quelques points, le tissu dartoïque induré dans certains autres. Le pédicule de cette tumeur était large et renfermait des artères, branches de la mammaire interne, très-développées. La section de ce pédicule a été faite au moyen de l'écraseur linéaire (*Bulletin de la Société de chirurgie,* année 1862, p. 50). Il est à croire que c'est de cette tumeur que M. Chassaignac entretenait dernièrement l'Académie de médecine (avril 1869), sous le nom de *molluscum*.

OUVRAGES DU MÊME AUTEUR

De la **SCAPULALGIE** et de la **RÉSECTION SCAPULO-HUMÉRALE**
envisagée au point de vue du traitement de la scapulalgie. In-8,
20 figures.
Paris, 1860, chez Adrien Delahaye, éditeur.

L'OVARIOTOMIE peut-elle être faite à Paris avec des chances
favorables de succès? Observations pour servir à la solution
de cette question. In-8. (*Épuisé.*)
Paris, 1867, chez Adrien Delahaye, éditeur.

SPLÉNOTOMIE. Observation d'ablation complète de la rate pratiquée avec succès. Considérations pathologiques, chirurgicales et physiologiques suivies d'un historique de la splénotomie fait par M. Magdelain, interne des hôpitaux de Paris. In-8.
(*Épuisé.*)
Paris, 1868, chez Germer-Baillière, éditeur.

AUTOPLASTIE DU COU. Réparation d'une large perte de substance de la région cervicale antérieure à l'aide d'un lambeau
pris sur la région thoracique. Observation suivie de considérations pathologiques, chirurgicales et physiologiques. In-8
avec figures.
Paris, 1868, chez Germer-Baillière, éditeur.

ÉLÉMENTS DE PATHOLOGIE CHIRURGICALE, par A. Nélaton,
membre de l'Institut, professeur de clinique chirurgicale à la Faculté
de médecine de Paris, membre de l'Académie impériale de médecine,
chirurgien de l'Empereur. 2e édition, très-augmentée, tome II, publié
sous sa direction par M. le Dr J. Péan, ancien prosecteur, chirurgien
des hôpitaux de Paris. In-8, 900 pages, 288 figures.
Paris, chez Germer-Baillière, éditeur.

OVARIOTOMIE ET SPLÉNOTOMIE (2e édition). L'ovariotomie peut-elle être faite à Paris avec des chances favorables de succès? Nouvelle série d'observations pour servir à la solution de cette question, suivies de considérations sur le diagnostic et le traitement des kystes de l'ovaire, avec un Appendice. In-8, nombreuses figures.
Paris, 1869, chez Germer-Baillière, éditeur.

Sous presse :

MONOGRAPHIE SUR LES PLAIES DE L'INTESTIN.

Première partie du tome III des **ÉLÉMENTS DE PATHOLOGIE CHIRURGICALE.**

Paris.— Imprimerie de Jules Bonaventure, quai des Augustins, 55.

www.ingramcontent.com/pod-product-compliance
Ingram Content Group UK Ltd.
Pitfield, Milton Keynes, MK11 3LW, UK
UKHW022348120726

13694UKWH00004B/1745